DESCRIPTION

D'UNE

GASTRO-ENTÉRITE

ÉPIDÉMIQUE

QUI S'EST DÉVELOPPÉE DANS LA VILLE DE SAINT-NICOLAS PENDANT LES MOIS DE JUILLET ET AOUT 1826, PAR M. TOUSSAINT, DOCTEUR EN MÉDECINE, ET MÉDECIN DE L'HÔPITAL CIVIL.

NANCY,
IMPRIMERIE DE F. BACHOT, RUE S.t DIZIER, N.° 96.

1826.

DESCRIPTION

D'UNE GASTRO-ENTÉRITE ÉPIDÉMIQUE

QUI S'EST DÉVELOPPÉE DANS LA VILLE DE SAINT-NICOLAS, PENDANT LES MOIS DE JUILLET ET AOUT 1826, PAR M. TOUSSAINT, DOCTEUR EN MÉDECINE, ET MÉDECIN DE L'HÔPITAL CIVIL.

Considérations topographiques sur la ville de Saint-Nicolas.

SELON les préceptes d'Hyppocrate (*de aere aquis et locis*), il est du devoir d'un médecin, exerçant dans une ville, d'examiner sa position, la nature du terrain, ses inégalités, sa culture et ses productions; il doit aussi s'occuper des qualités des eaux, afin de reconnaître leur degré de pureté. Ces observations lui donnent des notions importantes sur les causes des maladies.

Saint-Nicolas, petite ville située sur la route de Paris à Strasbourg, entre Nancy et Lunéville, est bâtie sur une pente douce exposée au sud-est. Elle a une population de trois mille quarante ames. D'après sa position, l'écoulement des égoûts et des immondices se fait facilement dans la rivière de la Meurthe qui la traverse. La majeure partie des rues sont larges; les maisons sont sainement bâties; toutes les chambres du rez-de-chaussée sont au-dessus du niveau de la terre; en général, elles ne sont point humides. L'air y est vif et pur. Il existe dans la ville plusieurs fabriques qui employent une portion de la classe ouvrière à un travail peu fatiguant. Ces établissemens sont bien faits; les ouvriers travaillent dans des salles vastes, bien aérées; l'air n'est point chargé de miasmes méphitiques ; mais si tout est disposé dans Saint-Nicolas de manière à ne pas nuire, il n'en est pas de même des eaux. Toutes les fontaines qui alimentent la ville viennent du même bassin, qui existe à l'extrémité d'une colline située entre Saint-Nicolas et Rosières. La source sort d'un terrain gypseux. Les environs fournissent au commerce une grande quantité de plâtre. L'eau emprunte à ce sol du sulfate de chaux qu'elle tient en dissolution. Je me suis déjà aperçu dans diverses occasions que cette eau devenait cause de maladie. Pour en être certain, j'envoyai, l'année dernière, une bouteille d'eau d'une des fontaines de la ville à M. Braconnot de Nancy, en le priant de l'analyser, afin d'en connaître la composition. Ce chimiste distingué, tant par les découvertes qu'il a faites que par l'exactitude de ses opérations, me fit parvenir la note suivante.

« J'ai examiné l'eau que vous m'avez adressée. Toute la » différence que j'ai trouvée entr'elle et les eaux potables » ordinaires, c'est que la première m'a offert une dissolution » presque saturée de sulfate de chaux retenue en dissolution » par l'acide carbonique. Il paraît que cette eau sort de ter- » rains gypseux communs dans les environs de Saint-Nicolas » et de Rosières. Elle est insipide ; mais elle n'a certainement » pas les qualités réquises pour servir utilement à tous les » usages de la vie, en raison du sulfate de chaux qu'elle re- » tient en grande quantité. »

On voit que les eaux des fontaines de Saint-Nicolas ne sont pas potables. Il serait important de savoir au juste la quantité de sulfate de chaux que cette eau contient. L'année dernière j'ai remarqué à Saint-Nicolas, parmi les buveurs d'eau qui habitent dans les environs des fontaines, une plus grande mortalité que de coutume. J'ai compulsé les registres de l'état civil pour m'assurer du nombre des morts. J'ai trouvé les différences suivantes : en 1825, il est mort quatre-vingt-treize individus; en 1824, soixante-trois; en 1823, soixante quatre; il en est à-peu-près de même pour les années plus éloignées. En 1826, la mortalité est encore beaucoup plus forte. Aujourd'hui 1.er octobre, il est déjà mort quatre-vingt-seize individus. Ainsi pendant 1825 et 1826 la mortalité a été d'un tiers en sus. J'attribue cela aux fortes chaleurs de l'été qui ont eu lieu ces deux années, parce que, en raison du mauvais état des fontaines, les eaux se sont trouvées chargées de miasmes marécageux, comme je l'indiquerai plus bás. Le sulfate de chaux contenu dans l'eau, quoique la rendant insalubre, n'a point été la seule cause de la mortalité plus grande, puisqu'il existait dans ces eaux les années précédentes. Il a fallu l'influence des miasmes marécageux, et celle des autres causes qui occasionnent la phlegmasie de la muqueuse digestive, pour produire la gastro-entérite épidémique que je vais décrire.

Les maladies épidémiques jettent la désolation dans les familles. La masse des individus les regarde comme contagieuses. Si les médecins l'annoncent, la terreur se répand. Avant que l'homme de l'art se prononce sur la contagion, il est très-important qu'il s'en assure. Dans le cas où elle existe, il prévient les autorités qui prennent les mesures convenables. Mais quand elle n'existe pas, il rend un grand service à la société en rassurant les esprits. Parmi les malades qui croyent les maladies épidémiques contagieuses, il en est un grand nombre qui aurait survécu, si la peur de la mort n'avait tari en eux les sources de la vie, les affections morales tristes affaiblissant et facilitant les ravages de l'inflammation.

La gastro-entérite épidémique de Saint-Nicolas n'a point été contagieuse. Elle ne fut transmise ni par le contact immédiat ni médiat. Aucune des personnes qui ont fréquenté ces malades n'en ont été atteints. Messieurs les ecclésiastiques, parmi lesquels je citerai MM. Masson, curé de la ville et M. l'abbé Steiner, ont visité tous les jours les individus dangereusement malades sans en être affectés. Aucun garde-malade n'en fut atteint, quoique plusieurs eussent couché dans les lits des malades et avec les mêmes draps. Les cadavres ne l'ont point transmise. J'ai ouvert quatre individus morts de cette affection, sans en être incommodé; il est vrai que plusieurs malades ont existé dans la même maison, mais c'est parce qu'ils avaient été soumis à l'influence des mêmes causes, qu'ils avaient bu de l'eau impure des fontaines, qu'ils avaient été exposés à la chaleur, qu'ils avaient pris des bains le corps couvert de sueur, etc. Tout a prouvé que la maladie qui nous occupe n'a point été contagieuse. Cependant on a prétendu que cette affection était contagieuse. Il en est résulté que plusieurs familles de la classe aisée ont abandonné leurs affaires et qu'elles se sont privées de leurs habitudes en quittant leurs maisons pour se soustraire à une prétendu contagion. J'ai soigné plusieurs malades qui ont failli périr, croyant être atteints d'une maladie contagieuse incurable.

Si on apprécie toutes les causes et tous les caractères d'une maladie épidémique, on reconnaît que son génie et son siège ne diffèrent pas de ceux des affections sporadiques. Souvent on commet une grande faute en voulant trouver des différences essentielles entre les maladies épidémiques et les maladies qui n'affectent qu'un seul individu. Les causes morbifiques communes à un grand nombre de personnes, agissent de la même manière que sur un seul sujet; ces causes sont les mêmes; c'est toujours ou les membranes muqueuses digestives, pulmonaires ou bien la peau et les autres organes qui en reçoivent la première impression.

Dans une épidémie, le point important à connaître, c'est la cause dominante et l'organe qui souffre le plus par cette cause, afin d'en déduire un traitement rationnel. C'est à quoi je me suis occupé.

Dans l'épidémie de Saint-Nicolas, j'ai trouvé la cause essentielle dans les eaux impures des fontaines de la ville. Ensuite j'ai analysé tous les symptômes qui m'ont fait connaître que j'avais à faire à une inflammation aiguë de l'estomac et des intestins ; les nécroscopies l'ont confirmé. Partant de ces données, j'ai pu prescire avec succés un traitement prophylactique et curatif.

PREMIÈRE SECTION.

Causes.

Les fontaines de Saint-Nicolas ont coulé jusqu'au 15 juillet. Cette eau, indépendamment du sulfate de chaux qu'elle retient, contenait, depuis les chaleurs, des miasmes marécageux. Les corps de ces fontaines étant pourris dans plusieurs endroits et interrompus dans plusieurs autres, le cours ordinaire de l'eau a été arrêté. Pour alimenter les fontaines l'eau passait à l'aide de petits coulans au milieu des marais qui contenaient des végétaux en décomposition. Dans d'autres endroits, cette eau filtrait à travers différens lits de terre boueuse. Ce liquide impur fut bu en grande quantité par la majeure partie des habitans de Saint-Nicolas et principalement par la classe ouvrière. Son action long-temps continuée sur la muqueuse digestive a augmenté insensiblement la susceptibilité de cette membrane, en y rendant la circulation capillaire plus active ; ce qui a produit chez certains sujets une inflammation simple, et chez d'autres une phlogose très-intense. Beaucoup d'individus buvai[ent] cette eau le corps couvert de sueur, il en résultait [un re]froidissement prompt qui agissait sur les viscères. [illegible] en
une grande quantité d'eau dans l'estomac augme[illegible] n re
tractions de ce ventricule et agit à la manière [illegible] De pl
avec d'autant plus de force que l'estomac [illegible] nte les cor
à s'enflammer ; ce qui arrive lorsque d[illegible]
des stimulans
est plus dispo
e fortes chaleurs

exaspérant les fonctions de la peau, ont agit secondairement sur la muqueuse digestive et y ont produit une sur-excitation sympathique.

Si un individu altéré boit à longs traits et rapidement, l'eau ingérée résiste à l'action de la muqueuse digestive et donne lieu à un état pathologique caractérisé par de la pesanteur et des tiraillemens à la région de l'estomac; par des éructations et un sentiment glacial au-dessus de l'ombilic: après il survient des flatuosités, des borborigmes et même souvent des douleurs assez vives. J'ai observé ces phénomènes chez plusieurs personnes.

Ce qui m'a fait reconnaître que l'eau a été la cause principale de l'épidémie que je décris, c'est que tous les habitans voisins des fontaines et qui ont bu de cette eau en ont été atteints, et que ceux qui n'en ont point fait usage n'ont pas été malades. Les quartiers privés de fontaines n'ont point eu de malades. Dans une maison habitée par deux ménages, les personnes de l'un ayant constamment fait usage d'eau de fontaine, ont été frappées de la maladie, l'une en fut la victime. Les personnes de l'autre ménage n'en ayant pas bu, elles ne furent pas malades; toutes ces personnes vivaient d'une nourriture saine, et les appartemens qu'elles habitaient étaient également sains. Dans plusieurs autres maisons dans lesquelles il existait trois et quatre malades, un ou deux individus n'étaient pas affectés parce qu'ils n'avaient pas bu de cette eau impure, qu'ils avaient préféré de l'eau de puits ou du vin. J'ai fait ces remarques dans beaucoup de ménages ayant plusieurs malades.

A cette cause déterminante, on doit joindre toutes les causes occasionnelles propres aux gastro-entérites; tel que l'air chaud, sec et chargé de fluide électrique qui a existé pendant le mois de juin; parmi les ingesta, les substances qui stimulent la muqueuse des voies digestives, chez les habitans fortunés, les viandes noires, le gibier, les ragoûts chargés d'épices, les alliacées et toutes les préparations de cuisine qui sont d'une saveur piquante et relevée; chez les habitans pauvres, l'ingestion d'une nourriture grossière, surtout des viandes salées, en partie décomposées et presque putréfiées. Les grandes chaleurs du mois de juin ont déterminé un grand nombre de personnes à rester plusieurs heures dans l'eau. Beaucoup d'entr'elles s'y précipitaient le corps tout couvert de sueur, et immédiatement après avoir mangé.

DEUXIÈME SECTION.

Naissance, progrès et fin de la maladie.

La maladie a atteint des personnes de tout âge et des deux sexes. Le 1.er juillet elle commença par affecter plusieurs individus. Ce jour, je fus appelé pour en soigner huit. Le lendemain, quinze; le 4, vingt-cinq; le 7, trente-trois; le 10, quatre-vingt-sept; le 15, cent sept, le 18, cent cinquante; le 20, cent soixante-deux. Le 6 août, dernier jour où je rencontrai des nouveaux malades, j'en avais soigné cent quatre-vingt-sept. J'avais eu à cette époque cinq morts, dont trois de la gastro-entérite, et deux autres avec complication de maladies graves, trente-un encore dangereusement malades, soixante-seize prêts à entrer en convalescence et soixante-quinze radicalement guéris. Ainsi la maladie commença le 1.er juillet, et ne fit plus de progrès le 6 août. Depuis ce jour, j'ai soigné à Saint-Nicolas plusieurs malades affectés de fièvres intermittentes et de pneumonies graves et qui ont été produites par le froid humide du mois de septembre, mais aucun ne fut atteint par la gastro-entérite épidémique. On a vu que le développement a été prompt et les progrès rapides, puisque dans trente-six jours le tiers de la population a été malade.

Cette affection se borna à Saint-Nicolas, elle ne se propagea pas dans les communes environnantes, comme on l'avait assuré. J'ai soigné, pendant le mois de juillet, six malades à Varangeville, dix à Dombasle, huit à Art-sur-Meurthe, trois à Haraucourt et cinq à Laneuveville. Aucun de ces malades n'a eu la gastro-entérite aiguë existante à Saint-Nicolas.

Le dix août, M. le marquis de Foresta, préfet de la Meuthe, envoya à Saint-Nicolas; une commission de trois médecins, composée de MM. Serrières, Bonfils père et Béchet. Ces messieurs visitèrent un grand nombre de malades et dressèrent un rapport sur l'épidémie. Ils firent le relevé des individus ayant été atteints par la maladie régnante. Ils en trouvèrent deux cent quatre-vingt-douze dont cent quatre-vingt-sept étaient soignées par moi.

Je joins un tableau extrait du régistre des actes civils, afin de faire connaître le nombre des morts qui ont eu lieu à Saint-Nicolas pendant l'existence de l'épidémie. J'indique laconiquement les malades qui ont été soignés par moi; ceux qui sont morts de la maladie régnante sans complication durant la période aiguë et chronique; ceux qui, étant déjà affectés d'autres maladies, l'ont contractée et en sont morts, ainsi que ceux qui ont succombé sans être atteints de la gastro-entérite. Ne pouvant donner aucun renseignement sur les malades que je n'ai pas soignés, je l'indique brièvement.

Extrait des registres des décès survenus dans la ville de Saint-Nicolas, depuis le 1.er *juillet* 1826 *jusqu'au* 1.er *octobre même année, pendant l'existence de la gastro-entérite épidémique à son état aigu et chronique.*

N.os d'ordre.	NOMS ET PRÉNOMS DES INDIVIDUS.	AGE.	OBSERVATIONS.
		Ans.	
1	*Didion* (Rose)...............	29	Voir la deuxième observation.
2	*Paquin* (Jean-François).......	48	Ces trois malades moururent de la maladie régnante.
3	*Maire* (Jeanne-Virginie)......	26	Voir la première observation.
4	*Legros* (Barbe).............	18	Cette fille était affectée depuis six mois d'une inflammation chronique des poumons. Elle contracta la maladie régnante qui hâta sa mort. Voir la quatrième observation.
5	*Lhommée* (Marie-Anne).......	17	Cette fille eût dans le mois de juin une péritonite aiguë à la suite d'un excès de travail. Elle contracta la maladie régnante qui hâta sa mort.
6	*Crepey* (Claude)............	73	Cet individu mourut d'une entérite chronique, compliquée d'hydropisie existante depuis deux ans. Je lui ai donné des soins les quinze derniers jours de sa vie. Il ne fut point atteint de la maladie régnante.
7	*Huët* (Françoise)............	27	Cette fille était, depuis quatre ans, affectée d'une phthisie pulmonaire. Elle ne fut point atteinte de la maladie régnante.
8	*Duval* (Sébastien)...........	73	Cet homme était, depuis trois mois, affecté d'une apoplexie cérébrale. Il ne fut point atteint de la maladie régnante.
9	*Gérard* (Christine)..........	29	Cette femme était affectée, depuis un an, d'une phthisie pulmonaire. Elle ne fut point atteinte de la maladie régnante.
10	*Desloy* (Marie-Anne)........	23	Cette fille était, depuis plusieurs années, affectée d'une phthisie pulmonaire. Elle ne contracta pas la maladie régnante.

N.os D'ORDRE.	NOMS ET PRÉNOMS DES INDIVIDUS.	AGE.	OBSERVATIONS.
		Ans.	
11	*Martenu* (Nicolas).........	22	
12	*Schweitzer* (Marie-Thérèse)...	31	Ces malades ne furent point soignés par moi.
13	*Gachenot* (Marie-Anne)......	40	
14	*Crepey* (Charles)...........	2	
15	*Coqueroy* (Marguerite).......	69	
16	*Meyer* (Jacob).............	53	
17	*Humbert* (Rose)............	21	
18	*Midon* (Catherine)..........	63	
19	*George* (Dominique)........	48	
20	*Antoine* (Pierre)............	5	
21	*Ranson* (Magdelaine)........	71	
22	*Jeandidier* (Benjamen).......	20	
23	*Morsard* (Joseph)...........	41	
24	*Pitoux* (Jean-Basile).........	39	Ce malade ne fut point soigné par moi. Il est le dernier qui soit mort de la gastro-entérite à l'état aigu. (Voir son autopsie cadavérique à la sixième observation).
	ÉTAT CHRONIQUE DE LA MALADIE.		
25	*Lhuillier* (Jean)............	27	Voir la cinquième observation.
26	*Pierron* (Françoise).........	35	Cette fille fut vingt jours malade, elle eût tous les symptômes de la gastro-entérite aiguë, qui passa à l'état chronique. Le vingt-unième jour la réaction fébrile céda; il resta de la sécheresse à la peau, de la soif et de l'accélération dans le pouls, quoique l'appétit se fit sentir et que la malade pût manger. Elle se crut guérie; elle ne suivit plus mes conseils diététiques. Au bout d'un mois les symptômes aigus de l'inflammation se renouvellèrent, et trois jours après la malade mourut.
27	*Legros* (Anne-Marguerite).....	20	Cette fille fut malade trente-cinq jours de la gastro-entérite aiguë: après elle passa à l'état chronique; le traitement antiphlogistique ne fut plus observé par la malade. Elle prit du café et du vin qui ramenèrent les symptômes de la réaction fébrile; et la mort arriva cinq jours après.
28	*Soukins* (Christophe-Victor)...	1 m.	Cet enfant ne fut point atteint de la maladie régnante. Il mourut d'un hydrocéphale.
29	*Gachenot* (François).........	60	Cet homme mourut de la maladie régnante à l'état chronique; je le vis deux jours avant sa mort. Pendant sa maladie il avait constamment bu du vin et pris du bouillon de bœuf.
30	*Mélisse* (Jean-Baptiste)......	69	Cet homme ne fut point atteint de la maladie régnante. Il mourut d'une paralysie de la vessie, suite d'une apoplexie.
31	*Michel* (Marguerite).........	27	
32	*Stoufflet* (Marguerite)........	5 se.	
33	*Louis* (Joseph).............	2 m.	
34	*Conrard* (Anne)............	72	
35	*Henquel* (Marguerite)........	20 m.	Ces malades ne furent point traités par moi.
36	*Aimzelin* (Marie-Thérèse).....	17 m.	
37	*Louis* (Rose)..............	5 m.	
38	*Gillet* (Elisabeth)...........	19 a.	
39	*Ermacot* (Joseph)...........	5	

On voit que pendant l'existence de la gastro-entérite épidémique qui a duré trois mois, il est mort à Saint-Nicolas trente-neuf individus. Si on en déduit dix-huit qui ont péri d'autres maladies (d'après les registres de l'État civil, il en meurt annuellement six par mois, quand la cause que j'ai indiquée n'existe pas), il reste vingt-une victimes de l'épidémie.

Symptômes. *Première période.* La maladie est précédée par les phénomènes suivans: Inappétence, bouche amère, langue légèrement rouge aux bords et à la pointe, nausées, quelques frissons dans le dos, dans les articulations et dans les membres, suivis de chaleur et accompagnés de flatuosités, sentiment d'une chaleur légère à l'épigastre, suivie de douleur; pouls lent jusqu'au troisième jour, mais il se développe le quatrième; lassitude, accablement, perte de sommeil, déjections alvines et urines rares. Plusieurs personnes ont éprouvé ces phénomènes trois ou quatre jours sans s'aliter; après ce temps, les symptômes suivans se sont déclarés: frissons durant plusieurs heures, prostation des forces, mal à la tête, douleur lancinante ou pongitive correspondant aux environs des mamelles et au-dessous des hypocondres et quelquefois dans le dos et dans les membres. Chez plusieurs malades les douleurs à l'épigastre n'étaient appréciables que quand on déprimait avec une certaine force, mais elles ont existé chez tous. Yeux injectés, rouges; face colorée; envies de vomir ou vomissemens; langue pointue, rouge à ses bords; soif, appétence pour les boissons acides; peau sèche, aride au toucher; chaleur acre à l'épigastre; quelquefois épistaxis; pouls accéléré, petit et facile à déprimer; tenesme et fréquence des déjections alvines chez les uns, et chez d'autres, constipation opiniâtre; urines rouges.

Cette période dure plus ou moins long-temps selon que le traitement est plus promptement employé, selon l'intensité de la maladie, les complications et le tempérament du malade. Quand on ne peut arrêter la maladie vers le septième jour, il paraît des symptômes plus graves.

Deuxième période. Surdité progressive; vomissement des boissons, quelquefois d'un sang noir; évacuations intestinales fétides, qui deviennent sanguinolentes; d'autres fois il y a hémorrhagies, ventre tendu, météorisme, soif intense, langue d'un rouge cerise et sèche dans sa totalité, châleur mordicante de toute la peau, pouls très-accéléré et petit, urines rouges, sans sédimens, quelques soubresauts des tendons ayant lieu le soir, révasserie. Si les malades ont commis des écarts dans le régime, ou s'ils ont suivi un traitement stimulant, composé de vomitifs, de purgatifs, d'épispastiques, de substances médicamenteuses toniques, ou même s'ils ont fait usage de bouillon gras, dans un temps où l'inflammation est encore à l'état aigu, il se déclare une nouvelle série de symptômes qui n'est que l'augmentation de ceux de la deuxième période.

Fuliginosité des lèvres, de la langue et des narines; fétidité de l'haleine et de la transpiration; céphalalgie intense; délire taciturne, continué plus ou moins long-temps avec agitation violente; soubresauts continuels des tendons; excrétions spontanées; sueur partielle; tressaillemens; flexion de la tête en arrière; respiration tour à tour libre et entrecoupée; froid glacial des extrémités; le pouls s'efface et la mort arrive.

Ces symptômes sont plus ou moins forts selon que les écarts commis dans le traitement antiphlogistique et dans le régime dietetique sont plus grands. Ils ne forment pas une maladie nouvelle. On ne peut regarder leur ensemble que comme une réunion de mauvais signes, qu'on a appelés fièvre ataxique ou adynamique, et qui a lieu par l'exacerbation de la phlegmasie gastro-intestinale.

Complications. La gastro-entérite épidémique de Saint-Nicolas s'est peu compliquée avec d'autres affections. J'ai rencontré dans cent quatre-vingt-sept malades qui en ont été atteints et que j'ai soignés, deux cas de phlegmasie de poumons. L'irritation s'était étendue de la muqueuse digestive au parenchyme des organes de la respiration. Je n'ai point remarqué d'inflammation des viscères parenchymateux de l'abdomen; le foie, la rate, etc, ne furent point atteints. J'ai vu la maladie se développer chez une fille affectée d'une irritation chronique des poumons et hâter la mort, comme on peut s'en convaincre en lisant l'observation quatrième. Chez une autre, elle a rendu mortelle, dans un temps très-court, une péritotine simple.

Durée. La durée de la maladie est indéterminée; je n'ai pu la fixer. Chez soixante-quinze individus qui m'ont appelé dès le début de la maladie, vingt-cinq ont été guéris le cinquième jour; treize le septième; sept le onzième jour; et trente autres ont été guéris depuis le dix-septième jusqu'au vingt-unième jour. Lorsque je n'étais appelé que vers le cinquième ou septième jour, la maladie durait quelquefois jusqu'au trentième et quarantième. Si elle passait à l'état chronique, la durée était, chez quelques malades, très-prolongée.

Terminaisons. Quand la maladie s'est terminée par la guérison, il s'est déclaré une moiteur douce, puis une transpiration générale. La langue est devenue humide, elle a cessé d'être rouge, ou il est survenu une diarrhée légère sans colique; quelquefois le sang a coulé par le nez. La soif ne s'est plus fait sentir; le pouls a perdu de sa fréquence, l'appétit est revenu, et la convalescence est arrivée.

Il n'en a pas toujours été ainsi. Quelquefois la gastro-entérite aiguë passait à l'état chronique. On reconnaissait cette fâcheuse terminaison par les symptômes suivans: disparution de la réaction fébrile, vers le vingtième ou vingt-cinquième jour, quoique la langue restât rouge, que la soif se continuât ainsi que la faiblesse et le défaut d'appétit. La maigreur augmentait, la peau devenait sèche, écailleuse, le pouls restait faible et lent, les urines rouges déposaient un sédiment briqueté. Cette terminaison a surtout eu lieu chez les individus qui ont commis des écarts de régime.

Elle a fait périr presqu'autant de personnes que la gastro-entérite aiguë. Pendant le développement de la maladie, et lorsqu'elle était à l'état aigu, il est mort vingt-quatre individus depuis le 1.er juillet jusqu'au 10 août. Depuis ce temps jusqu'au 1.er octobre, il en est mort quinze. La majeure partie de ceux-ci a succombé à la suite de la gastro-entérite chronique.

Pronostic et altérations organiques. Les tempéramens d'une constitution éminemment lympathique avec embompoint, sont ceux qui ont été le plus affectés. Les femmes et les sujets doués de cette constitution ont offert le plus grand nombre de malades. Les personnes chez lesquelles la maladie était légère n'avaient qu'un frisson d'une courte durée; tandis que celles chez qui la maladie avait débuté par un long frisson, la phlegmasie gastro-intestinale était plus intense, parce que c'est pendant ce temps que se fait la concentration des fluides à l'intérieur, qui augmentent l'irritation qui les y a appelés. Je portais une grande attention à ce symptôme. Il me guidait dans l'emploi des évacuations sanguines, je les faisais plus fortes quand il y avait un frisson de plusieurs heures que quand il n'avait duré qu'un instant et j'annonçais que la maladie prenait un caractère grave.

Si elle durait jusqu'au onzième jour avec surdité, soubresaut des tendons, hémorrhagie intestinale, je portais un pronostic fâcheux. Si il survenait du délire, la fuliginosité des lèvres et des dents, de l'accélération dans le pouls, le météorisme du ventre, ou si les mouvemens de la poitrine devenaient convulsifs et les extrémités froides, j'annonçais la mort.

A la suite de ces terminaisons funestes, j'ai trouvé tous les désordres pathologiques d'une phlegmasie intense de l'estomac et des intestins. Chez deux individus j'ai rencontré des épanchemens sanguins, chez l'un dans la poitrine, et chez l'autre dans le ventre. Les quatre nécroscopies que j'ai faites m'ont fait voir une rougeur de la membrane muqueuse de l'estomac et des intestins avec épaississement, injection et ecchymose. J'ai reconnu enfin dans quelques endroits du canal intestinal un ramollissement pulpeux offrant un aspect violacé ou noir avec l'odeur de la grangrène.

TROISIÈME SECTION.

Traitement.

La gastro-entérite épidémique n'exige point un traitement particulier; les principes sont les mêmes que lorsque cette maladie est sporadique, l'application n'en doit varier qu'en raison du siège plus ou moins étendu de l'inflammation, et des moyens à employer pour éviter les causes dominantes qui ont occasionné la maladie. L'emploi des remèdes dans la gastro-entérite repose sur des bases solides. Cette partie de la thérapeutique est portée à un si haut degré de perfection qu'il n'existe plus sur ce point aucune incertitude. Tous les moyens qu'on emploie ont une efficacité reconnue. Les vrais médecins conviennent de l'utilité et de la nécessité des évacuations sanguines, et de se borner à l'usage des boissons acidules et émollientes.

Lorsque chez un malade j'observais seulement un léger frisson, l'inappétence, une pesanteur et une douleur légère à l'épigastre, de la faiblesse dans les jambes, la rougeur des bords de la langue, j'employais ou l'eau de groseilles ou de framboises et la diète absolue pendant quelques jours: ces moyens suffisaient; je n'avais pas besoin de recourir aux émissions sanguines; mais si la langue était rouge autour et à la partie moyenne, s'il y avait dégoût pour les alimens, douleur forte à l'épigastre ou peau chaude, les yeux injectés et tous les symptômes de la réaction fébrile que j'ai indiqués, j'appliquais des sangsues à l'épigastre, j'en faisais poser une chez les enfans à la mamelle, quatre à six chez les enfans qui se rapprochent de l'âge de sept ans, douze à quinze chez les adultes. Des fomentations émollientes sur le ventre aidaient l'écoulement du sang, et calmaient les douleurs. Chez beaucoup de malades, quand les sangsues étaient bien portantes (*) une seule de ces applications, et surtout chez les enfans, faisait avorter la gastro-entérite. Quelques jours de diète suffisaient pour consolider la cure. Lorsque je n'étais appelé que quand le mal avait déjà fait des progrès, ou si les sangsues n'avaient pas pris, la maladie n'était pas arrêtée; elle parcourait ses périodes; l'individu était exposé à en courir les chances. Je réitérais une ou deux applications de sangsues à l'épigastre quand il y avait constipation, à l'anus quand il y avait flux ou hémorrhagie intestinale, et je continuais l'usage des boissons acidules et émollientes, et des fomentations douces sur le ventre. J'ai fait prendre des lavemens d'eau de graine de lin jusqu'à quatre par jour. Pour les individus chez lesquels le flux était abondant et non sanguinolent, j'ajoutais depuis un demi-gros jusqu'à un gros de laudanum liquide dans un lavement. J'ai obtenu du succès de ce moyen pour arrêter le flux, quand il continuait après l'application des sangsues à l'anus. La diète absolue secondait puissamment cette médication.

La privation des boissons m'a très-bien réussi. Vers le septième jour de la maladie, la soif était intense; si les malades la contentaient ils augmentaient la phlogose des

(*) Pendant le règne de l'épidémie, les sangsues étaient malades en raison des chaleurs fortes qui existaient, elles tiraient peu de sang, et prenaient difficilement. Il fallait souvent recommencer plusieurs fois leur application, ce qui occasionnait un retard nuisible aux malades.

intestins. Je ne leur laissais jamais prendre plus d'un litre de liquide dans vingt-quatre heures. Je les faisais boire à très-petite dose. Dans le cas de vomissement je ne leur donnais à boire que chaque deux heures une cuillerée à-la-fois. J'avais soin de choisir les boissons propres à chaque idiosyncrasie : quelques personnes ne pouvaient digérer l'eau de groseilles ni le sirop de vinaigre ; elles trouvaient qu'ils leurs occasionnaient des pincemens dans l'estomac, tandis qu'elles digéraient bien l'eau de guimauve ou de chiendent. D'autres malades ne pouvaient absolument digérer que l'eau pure, prise très-fraîche et à petite dose. Une dissolution de gomme arabique n'était souvent supportée que quand l'inflammation de l'estomac était déjà diminuée. Ces moyens continués jusqu'au quatorzième jour ont suffi pour guérir beaucoup de malades. Chez d'autres, l'affection durait plus long-temps. Lorsqu'elle se prolongeait jusqu'au vingt-cinquième jour, à cette époque les symptômes étaient souvent diminués, mais ils persistaient et restaient quelques jours sans exacerbation. Lorsque j'observais que la langue n'était plus sèche, que la soif était presque éteinte, et qu'il n'existait que peu de chaleur à la peau, je faisais encore une application de sangsues, puis j'appliquais des révulsifs aux extrémités. J'ai obtenu du succès des vésicatoires aux bras ou aux jambes, quand le malade était disposé de la manière que je viens d'indiquer. Ce moyen enlevait révulsivement le reste de l'inflammation, et la convalescence arrivait. Dans la gastro-entérite on n'obtient du succès des révulsifs que quand on les emploie lorsque l'inflammation n'est pas dans un état aigu ; il faut qu'elle soit dans une circonstance telle, qu'ils puissent la déplacer en totalité. Sans cela ils sont nuisibles ; ils ajoutent une inflammation qui agit secondairement sur celle du canal intestinal. On sait que la diète est le moyen qui m'a le mieux réussi, et celui que j'ai employé chez tous les malades ; chez beaucoup il a été le principal agent thérapeutique, étant souvent privé de sangsues par leur mauvaise qualité.

Si l'usage du bouillon est nuisible dans la phlegmasie gastro-intestinale, il vient un temps où l'on doit le prescrire ; ainsi, si d'un côté, j'ai observé combien il fait de mal, j'en ai retiré un grand avantage quand je l'ai employé lorsque l'estomac et les intestins étaient en état de le recevoir. Il n'est pas indifférent de saisir le moment où l'on peut permettre du bouillon, de la soupe, puis des alimens solides. C'est par l'emploi de ces alimens que l'on obtient la guérison radicale, et qu'on évite les rechûtes de la maladie.

Je n'accordais d'abord que du bouillon aux herbes pendant quelques jours, lorsque la chaleur de la peau n'était plus âcre, ni élevée au-dessus du degré normal, lorsque le pouls avait cessé d'être fréquent, que la langue n'avait plus de rougeur et qu'elle était devenue humide ; si après ces bouillons, il ne survenait point d'irritation, si la chaleur ne devenait plus morbide, alors j'ajoutais du pain et de la semoule ou du vermicelle. Quelques jours après, je permettais des bouillons gras, en commençant par ceux de veau ou de poulet. Je donnais ensuite des fruits cuits, acides ou sucrés, des légumes cuits dans l'eau et peu épicés. Après je permettais l'usage des viandes que j'avais soin de choisir parmi celles appelées viandes blanches, telles que celles de poulets et de veaux. Avec ces viandes je faisais boire de l'eau vineuse, puis du vin pur, et peu-à-peu je ramenais le malade à son régime habituel. Je faisais continuer d'une manière sévère ces moyens et par-là j'évitais les accidens et les rechûtes. Si les malades s'en écartaient, ou s'ils faisaient usage d'une nourriture autre que celle que je viens de décrire, ils vomissaient, et la phlegmasie se continuait jusqu'au moment où ils ne commettaient plus d'écarts dans le régime.

J'ai peu employé la saignée, parce que le pouls, quoiqu'accéléré, était toujours petit et facile à déprimer. Il avait ce caractère chez presque tous les malades. Chez deux seulement, je l'ai trouvé dur et fréquent. J'ai remarqué que dans ces deux cas, il y avait complication d'inflammation d'un viscère parenchymateux. J'ai saigné et j'ai enlevé cette complication. L'évacuation sanguine générale a produit un vuide prompt qui a aidé la résolution de l'inflammation du viscère. Mais la phlegmasie gastro-intestinale n'a été guérie qu'à l'aide des sangsues et des émolliens. Ces deux observations m'ont prouvé qu'une saignée emporte bien une péripneumonie, mais qu'elle n'éteint point une inflammation de l'estomac et des intestins. Si j'eusse employé la saignée dans les autres circonstances, j'aurais pu affaiblir le malade en pure perte, et faciliter l'engorgement des muqueuses digestives enflammées, surtout chez des sujets d'une constitution lympathique. Dans ces cas, les saignées hâtent l'issue funeste de la maladie. J'ai vu, en 1818, deux personnes douées d'une constitution éminemment lympathique, affectées d'une gastro-entérite, mourir sous la lancette, l'une, quelques instans après avoir été saignée, et l'autre quelques heures après. Plusieurs malades, pour hâter leur guérison, agissant d'après les conseils qu'on leur donnait, prenaient des vomitifs ou des purgatifs; j'ai fait, sur l'emploi de ces moyens, les remarques suivantes :

J'ai vu quelquefois les vomitifs procurer une amélioration marquée pendant quelques jours, quand ils étaient administrés dès le début de la maladie; mais après ce temps, tous les symptômes revenaient à un plus haut degré que si l'on n'eût pas employé ces médicamens. Si, dans l'inflammation des voies digestives, il existe quelques cas dans lesquels les vomitifs ont été peu nuisibles, c'est lorsqu'on les a employés chez les personnes grasses, molles, peu excitables, et faisant usage d'une nourriture indigeste et abondante. On doit donner la préférence à la méthode antiphlogistique, car on ne peut comparer le petit nombre de succès avec le grand nombre de non-réussites. Ces cas de thérapeutique ont été funestes à l'humanité parce qu'ils ont porté les praticiens à ordonner des vomitifs dans une foule de circonstances où ils sont très-dangereux, et ces médecins dans l'espoir d'être utiles étaient presque toujours nuisibles. La nature de la gastro-entérite indique assez combien les plus légers vomitifs et purgatifs doivent être nuisibles, parce qu'ils ajoutent un nouveau degré d'irritation à l'inflammation existante.

Les vomitifs agissent sur l'estomac et sur le duodénum; ils irritent la surface interne de ces organes à l'état sain, et sur-excitent ces parties quand elles sont déjà irritées. Ainsi, dans la gastro-entérite épidémique de Saint-Nicolas, ils ne pouvaient qu'être bien nuisibles puisqu'ils agissaient sur des membranes enflammées.

Les purgatifs ont aussi été souvent employés. Leur action a toujours été dangereuse; je les ai vu sur-exciter les intestins et produire toutes ces sympathies pathologiques propres aux cas graves de la gastro-entérite (comme je l'ai indiqué à l'article *symptômes*) quand même les purgatifs étaient pris parmi les minoratifs, la casse, le tamarin, etc, et quand ils étaient administrés soit dans le début ou au déclin de la maladie.

Les dangers étaient encore plus grands si l'on réunissait l'action des vomitifs aux purgatifs; quand la mort n'en était pas la suite, les malades achetaient leur guérison à l'aide de cinq à six semaines d'une maladie douloureuse et de plusieurs mois de convalescence, tandis que sans remèdes nuisibles, au moyen des boissons adoucissantes et de quelques jours de diète, ils auraient évité tant de maux et n'auraient pas été exposés à perdre la vie. Il faut une circonstance extraordinaire, un empoisonnement, en quelque sorte, pour que le public jette la cause de la perte d'un individu sur les remèdes internes proprement dits, parce que le temps semble avoir éloigné d'eux tous les préjugés, tandis qu'au moindre accident, il condamne aveuglément la privation de quelques jours d'alimens ou les sangsues.

Traitement préservatif.

Aussitôt que j'ai eu reconnu que la gastro-entérite de Saint-Nicolas avait été produite par les eaux impures des fontaines, j'ai défendu l'usage de ces eaux. Les autorités locales arrêtèrent les fontaines et firent travailler à leur rétablissement. Beaucoup de corps neufs furent posés, surtout dans les endroits les plus marécageux; mais les fontaines n'ont pas été entièrement rétablies; car actuellement à peu de distance de la source, l'eau traverse encore un espace assez long de terrain fangeux, au milieu d'un pré qui existe entre deux collines: ce qui fait que la pluie rentraîne les terres dans cette eau et les charge de divers corps étrangers. Si la pluie est plus abondante, l'eau croupit dans les environs, elle devient le réceptacle des insectes et des reptiles. J'y ai vu des grenouilles, des crapauds et des lézards. Immédiatement après ces pluies, l'eau qui sort de nos fontaines est trouble et désagréable. On conçoit combien il est dangereux de laisser subsister un pareil désordre. Il est donc important de poser tous les corps nécessaires, pour que l'eau que nous buvons ne soit plus altérée par l'effet des pluies, et qu'elle ne puisse plus dorénavant se charger de corps étrangers si nuisibles à la santé. Sans cela, lorsque les chaleurs reviendront, on pourra encore craindre une épidemie pareille à celle que nous venons de voir.

Quelque temps après que les fontaines eurent cessé de

couler, il n'y eut plus de malades nouveaux, la maladie fut arrêtée dans sa marche. *Cessante causâ, cessant affectus.* Je n'ai plus eu à soigner que ceux qui étaient sous le poids de la maladie. Mais malheureusement tous les jours des enfans étaient privés de leur père et de leur mère, des maris de leur épouse. Enfin vingt-un individus succombèrent pour avoir fait usage de ces eaux mal-saines. Un pareil malheur doit éveiller l'attention de l'autorité supérieure, et engager M. le maire de Saint-Nicolas à faire usage de tous les moyens qu'il possède pour empêcher à l'avenir une semblable cause de maladie.

Il existe sur le ban de Saint-Nicolas une fontaine appelée Maître-Guillaume, qui sort d'un terrain sablonneux, qui donne nne eau pure, limpide, agréable à boire, qui cuit les légumes, et qui a toutes les qualités réquises pour servir utilement aux besoins de la vie. J'ai analysé cette eau; j'ai reconnu, au moyen d'une solution de baryte, qu'elle ne contenait point de sulfate de chaux ni de carbonate de chaud; ce réatif ne m'a pas fourni un précipite blanc, comme dans l'eau des fontaines de la ville. L'eau de cette fontaine est réputée dans les environs pour sa bonté. Beaucoup d'habitans de Saint-Nicolas en vont chercher pour la mettre sur leurs tables; c'est elle que j'ai fait boire aux malades pendant le règne de l'épidémie, et qui a servi à faire leurs boissons. Il conviendrait donc d'amener cette eau dans la ville, cela serait peu coûteux en raison de la petite quantité de corps qu'il faudrait, la fontaine étant située à la partie la plus élevée de la ville et à une distance peu éloignée.

La colonne d'eau fournie par la source de cette fontaine est moins forte que celle que donne les fontaines actuelles; mais elle est assez considérable pour en alimenter plusieurs. Il serait plus utile de n'en avoir que deux dans la ville qui produiraient constamment une eau pure et saine que d'en posséder cinq qui fournissent une eau malsaine ; et qui en raison de leur mauvais état, ne coulent que de temps à autre. Ce changement si utile peut se faire, si les autorités locales de la ville le veulent ; je souhaite ardemment qu'il ait lieu dans l'intérêt de mes concitoyens. Après avoir défendu l'usage des eaux des fontaines, j'engageai les individus bien portans, d'entretenir leur organisme dans un degré d'action modéré, de manière qu'ils ne se sentissent ni plus faibles ni plus forts que dans la position habituelle du tempérament dont ils sont doués. Pour se maintenir dans cet état, je leur conseillai de vivre d'alimens sains, pris modérément ; d'éviter les boissons alcooliques et spiritueuses, de ne commettre aucun excès de quelque nature ce soit, de ne point s'exposer à la colère ; enfin, d'éviter toutes les causes qui disposent les voies digestives à s'enflammer. J'ai remarqué que, pendant le cours de l'épidémie, dès qu'un individu se sentait affecté de la maladie régnante, il se corroborait de suite et faisait usage de vin, de bouillons de bœuf, etc., afin, disait-il, de résister à l'influence des causes qui le menaçaient, parce qu'un sentiment irrésistible nous rappelle constamment à l'usage des fortifians dès que la puissance vitale commence à défaillir, et que beaucoup de médecins encore conseillent ces moyens, ce sont des idées fausses et dangereuses. J'ai observé que les individus qui buvaient du vin en grande quantité et prenaient des toniques pour se préserver de la maladie, étaient gravement affectés. On conçoit très-bien que celui qui se met dans un état fébrile continuel est bien plus exposé que celui qui reste dans sa manière d'être habituelle. En commettant des excès, il établit un foyer de phlegmasie latente dans le canal intestinal, il devient alors plus susceptible à contracter la maladie. Il en est de même pour les personnes bien portantes qui ont pris des vomitifs et des purgatifs pour se préserver de la même affection. J'en ai vu être malades pendant sept à quatorze jours après l'emploi de ces moyens, tandis qu'elles ne l'auraient pas été, si elles n'eussent rien pris. Ces individus et les gens qui leur avaient conseillé ces remèdes préservatifs, se félicitaient encore d'en avoir fait usage.

J'ai interdit l'usage des infusions aromatiques, du café et du thé recommandé par M. Fodéré, comme moyen de précaution dans les épidémies. Ce savant professeur conseille (*) l'usage de végétaux stimulans, tels que l'ail, l'oignon, le raifort, la roquette, le poireau et les infusions aromatiques, comme du café, du thé de Suisse, de la sauge du romarin etc., et surtout, dit-il du bon vin. La septième observation que je rapporte démontre combien l'emploi de ces moyens a été dangereux. Au lieu d'ordonner ces toniques, je prescrivais l'usage d'eau saine mêlée avec du vin ou du vinaigre bue à petite dose, avec recommandation de la laisser un instant dans la bouche pour qu'elle soit insalivée et qu'elle n'irrite pas l'estomac, surtout si on a chaud et le corps couvert de sueur. Si on boit à longs traits, il en arrive à-la-fois une grande quantité dans l'estomac sans être mêlée avec la salive, ce qui produit un mal-aise et qui dispose l'estomac à s'enflammer. Autant qu'il était possible, j'éloignais les malades les uns des autres; je n'en laissais pas deux dans la même chambre. J'employais tous les moyens de propreté qui étaient en mon pouvoir. Je faisais tenir les lits très-propres ainsi que tout ce qui les entourait, on enlevait promptement les matières fécales et les urines.

(*) *Médecine légale*, tome VI.e, page 191. Paris, 1813.

QUATRIÈME SECTION.

Première observation. Gastro-entérite aiguë.

M.me B.... (Maire, Jeanne-Virginie), âgée de 26 ans, d'un tempérament lympathique, ne buvant que de l'eau des fontaines, tomba malade le 19 juillet 1826, elle eut les phénomènes précurseurs suivans: fatigue, faiblesse, accablement, douleur dans les hypocondres et dans les membres, perte de l'appétit, langue légèrement rouge aux bords, quelques frissons suivis de chaleur, soif, pouls lent et faible, toux légère sans difficulté de respirer, ni douleur à la poitrine, apparition des règles. Ces symptômes se continuent jusqu'au 18 sans que la malade s'alite. Ce jour, le soir, il se développe un frisson qui dure une heure. Il est suivi de chaleur à l'épigastre, le pouls est un peu accéléré et petit, figure pâle et décolorée, envies de vomir, suivies de renvois acides, les règles coulent abondamment, douleurs dans le ventre, constipation. (Diète, eau de chiendent édulcorée avec le sirop de guimauve.) même état et même prescription jusqu'au 21. Ce jour, les règles ne coulent plus, la céphalagie est augmentée, les yeux se colorent ainsi que la figure, la chaleur et les douleurs à l'épigastre sont plus fortes, la toux continue, elle est suivie d'expectération muqueuse. (Vingt sangsues sur le ventre, il n'y en a que sept qui prennent, fomentations émollientes sur tout l'abdomen; deux lavemens d'eau de graine de lin, diète, même tisane.) Le 22, mieux-être, le soulagement est marqué, la douleur de tête a disparue, celle de l'épigastre est moins forte, le teint est revenu clair. Le 23, au soir, exacerbation des symptômes, la céphalagie revient, la soif est augmentée, les douleurs dans les hypocondres sont plus fortes, la peau est chaude, la langue est rouge en totalité. (Douze sangsues à la région épigastrique, limonade, quatre lavemens et fomentations émollientes sur le ventre, diète.) Le 24, le pouls perd de sa fréquence, la constipation cède, quatre selles liquides, plus de toux depuis deux jours, la langue est moins rouge, la malade demande à manger. (Diète et mêmes boissons, deux lavemens, eau de poulet. Le 25, le flux est augmenté, huit selles, ouïe dure, pouls très-accéléré. (Douze sangsues à l'anus, eau de groseilles, sirop de gomme avec de l'eau de guimauve, quatre lavemens.) Le 26, le flux est réduit à une selle, figure décolorée, soif moins forte. Dans la nuit, la malade en voulant aller du ventre rend environ deux livres de sang noir par le vagin; elle tombe à terre dans un état de faiblesse qui ne dure qu'un instant. Le 27, à six heures du matin, je trouve les symptômes suivans: face décolorée, peau fraîche, langue blanche, pouls très-faible et accéléré, les règles ne coulent plus, moîteur générale. (Eau fraîche édulcorée avec le sirop de vinaigre, eau de riz sucrée, repos absolu, trois lavemens émolliens.) Le 28, douleurs dans les jambes, quelques soubresauts dans les tendons, la toux reparaît. Le sirop de vinaigre est supprimé, il est remplacé par une émulsion d'amandes douces. Le 29, les menstrues coulent, la soif augmente, le sommeil est inquiet. (Eau de mauve édulcorée avec le sirop de guimauve, diète.) Le 30, figure blanche, yeux un peu colorés, langue légèrement rouge aux bords, pouls accéléré et petit, moîteur douce, toux suivie d'expétoration muqueuse revenant à des intervalles éloignés. M. Serrières, docteur en médecine à Nancy, est appelé en consultation. (Deux onces de mane dans une tasse de fleurs d'orange, continuation des boissons émollientes et de la diète.) Le 31, les règles coulent, la médecine n'est pas donnée, quatre selles accompagnées de coliques. Le 1.er août, M.me B.... se lève environ une demi-heure. (M. Serrières est appelé de nouveau, il continne à voir la malade tous les jours.) Les règles ne coulent plus, la médecine est prise, elle donne cinq selles et produit des coliques. Le 2 août, peau fraîche, surdité, céphalalgie, figure rouge, pouls très-accéléré, soubresauts des tendons. (Six sangsues derrière les oreilles, deux heures après, un vésicatoire à chaque bras, petit lait édulcoré avec le sirop de violette, eau de pommes, lavemens et fomentations émollientes.) Le 3, le pouls est très-accéléré, la face est pâle, la langue est un peu rouge, la surdité continue, les soubresauts des tendons sont plus fréquens. Le 4, à six heures du soir, M. Serrières et moi nous trouvons la malade dans l'état suivant: tout-à-coup la respiration est devenue haute, difficile, la toux est presque continue, sans être suivie d'expectoration, les mouvemens de la poitrine sont fréquens, inégaux, comme convulsifs. Le sthétoscope appliqué sur la poitrine laisse entendre du côté gauche un râle crépitant, la percussion donne un son obscur et sourd, le pouls est faible et très-accéléré, les extrémités se refroidissent. (Vésicatoire sur la poitrine, synapismes aux pieds, ensuite aux molets, puis aux bras.) A minuit, le pouls cesse de battre, les extrémités sont froides, le délire est complet pendant deux heures, ensuite il est suivi d'un affaiblissement sans agitation jusqu'à neuf heures du matin où la malade cesse de respirer, sans avoir eu d'agonie.

La nécroscopie n'eut pas lieu; je regrette de n'avoir pu la pratiquer, afin de compléter l'observation.

Les derniers symptômes qui ont existé annoncent bien qu'il s'est fait une congestion sur les poumons, il y eut peut-être même une apoplexie pulmonaire. L'accélération du pouls, la respiration devenue tout-à-coup difficile, les mouvemens fréquens, la toux continue, le râle crépitant, le froid des extrémités et la cessation du pouls immédiatement après ces nouveaux symptômes, indiquent bien une hémorrhagie pulmonaire, qui est venue enlever à l'art toutes ses ressources. Sans elle on aurait encore pu sauver la malade; mais aussitôt que j'ai réfléchi un instant sur le changement fatal qui venait de s'opérer, j'ai perdu tout espoir de guérison, j'ai annoncé à la famille l'issue funeste qui allait arriver, malheureusement quelques instans après, la mort a enlevé une épouse qui faisait le bonheur de son mari.

Cet accident arrivant après dix-neuf jours de maladie, ne pouvait être combattu que par les révulsifs, une évacuation sanguine, une saignée, par exemple, eût accéléré la mort. L'hémorrhagie utérine qui eut lieu dans la nuit du 26 au 27 juillet, a affaibli la malade sans aider la résolution de la phlegmasie gastro-intestinale. Le tempérament éminemment lymphatique de M.me B.... contre-indiquait les évacuations sanguines générales. Il est important chez les personnes douées de cette idiosyncrasie de ne pas soustraire une trop grande quantité de sang.

DEUXIÈME OBSERVATION. *Gastro-entérite aiguë.*

M.me Chaussotte (Didion, Rose), âgée de 29 ans, d'un tempérament lympathique, demeurant dans un quartier voisin des fontaines, ayant été exposée à la chaleur du mois de juin, vivant d'une nourriture indigeste, tomba malade le 7 juillet. Elle présenta les phénomènes précurseurs suivans : bouche amère, inappétence, langue rouge à ses bords, nausées, frissons, chaleur à l'épigastre, pouls lent jusqu'au quatrième jour. Le 11 juillet elle était dans l'état suivant: céphalalgie, douleur lancinante à l'abdomen, sous les mamelles et aux hypocondres, yeux injectés, face colorée, langue rouge en totalité, vomissement, soif, peau sèche, chaude, battemens de cœur pas en rapport avec ceux du pouls, pouls petit et facile à déprimer, constipation, urines rouges sans sédiment. (Quinze sangsues à l'épigastre, fomentations émollientes sur le ventre, eau de groseilles, deux lavemens d'eau de graine de lin, diète sévère.) Le 12, six sangsues prennent, le sang coule jusqu'à la nuit, la réaction fébrile est moins forte, la chaleur de la peau est moins intense, la douleur de tête est diminuée, le pouls est le même, point de vomissement, continuation du même traitement, excepté les sangsues. Les 13 et 14, même état et même prescription. Le 15, les vomissemens reviennent, la peau a une chaleur âcre, la céphalagie est intense, le délire se déclare. (Vingt sangsues à l'épigastre et quatre au cou.) Le sang coule en abondance, le mieux est marqué, les symptômes fébriles sont tombés, la diète et les boissons acides, émollientes et les lavemens sont continués jusqu'au 22. Ce jour elle prit, sans mes ordres, deux bouillons de bœuf et un verre de vin rouge. Le 23, tous les symptômes de la réaction fébrile sont revenus, le pouls est accéléré et petit, l'ouïe est dure, les boissons sont vomies un instant après leur ingestion. La constipation est remplacée par un flux de sang, la langue est d'un rouge cerise, sèche, la soif est intense, perte de sommeil, révasseries, délire. (Dix sangsues à l'anus, limonade prise par deux cuillerées chaque deux heures, fomentations sur le ventre et diète sévère.) Le 24, trois sangsues ont pris, le sang a peu coulé, six selles d'un sang noir mêlé avec des matières fécales fétides, surdité complète, délire furieux, pouls petit et accéléré (continuation des boissons acides, prises en petite quantité, de la diète et quatre demi-lavemens d'eau de graine de lin). Le 25, mieux; point de sang dans les selles, ventre moins douloureux, soif moins forte, céphalalgie peu intense, la peau est moins chaude. (Diète et eau gommeuse pour boisson, quatre demi-lavemens, fomentations émollientes sur le ventre.) Les 26 et 27, même état et même traitement. Le flux a cessé, la surdité est moins forte. Le 28, les symptômes fébriles sont peu intenses; la soif est moins forte, la peau est peu chaude, la langue est rouge sans être sèche; plus de délire. (Huit sangsues le matin sur le ventre et un vésicatoire à chaque bras.) La nuit est tranquille. Les 29, 30, 31 et le 1.er août, le mieux se continue; la diète est toujours prescrite et les boissons acides. Le 2 août, la malade prend du vin et du bouillon dans l'espoir de hâter sa convalescence. Agitation extrême toute la nuit. Le 3 août, selles d'un sang noir, météorisme, chaleur âcre à la peau, surdité, battemens de cœur très-fréquens et faibles, pouls très-accéléré, petit et très-facile à déprimer, soif intense, rêvasseries. (Diète, eau froide édulcorée avec le sirop de vinaigre, fomentation avec de l'eau et du vinaigre sur le ventre.) Les 3, 4 et 5, les symptômes vont en augmentant, le délire devient continue, les vésicatoires se dessèchent, le pouls est très-accéléré et à peine sensible au toucher, le ventre se météorise davantage, la langue, les lèvres et les dents deviennent fuligineuses, les extrêmités se refroidissent, et la malade cesse de vivre le 6 août.

La nécroscopie faite dix-huit heures après la mort a montré les désordres suivans: corps maigre, ventre dur et ballonné.

Appareil digestif. Épanchement d'environ un demi-litre d'un sang noir dans la cavité abdominale; estomac fortement enflammé, sa membrane muqueuse est d'un rouge cerise, épaissie et avec des ecchymoses assez étendues. Tous les intestins sont fortement contractés; le duodénum est très-rouge; tout le reste des intestins est d'un rouge livide. La valvule iléo-cœcale est d'un rouge cerise; le foie et les autres viscères contenus dans l'abdomen sont dans l'état sain.

Appareil respiratoire et circulatoire. Les poumons n'offrent aucune lésion. Le cœur est mou, d'un rouge foncé, sa substance se déchire facilement, sa face interne est rouge; point d'eau dans le péricarde; les troncs des gros vaisseaux sont blancs et sans trace d'inflammation.

Appareil sensitif encéphalique. Le cerveau et le cervelet sont dans l'état naturel, leurs membranes sont blanches sans injection et sans rougeur. Cette maladie offre un exemple d'une inflammation de l'estomac et des intestins, portée à un haut degré. La malade aurait pu guérir si elle eût été docile, et si elle eût suivi le régime diététique qui lui était prescrit. Deux fois elle l'a rompu et les symptômes inflammatoires ont reparu. L'usage du vin et des bouillons gras dans un estomac et dans des intestins enflammés ont produit tous les phénomènes d'une sur-excitation de ces viscères, qui occasionna le délire et toutes les sympathies pathologiques propres à la gastro-entérite.

Le 22 juillet, les symptômes étaient beaucoup diminués et faisaient espérer une convalescence prochaine, lorsque la malade commit un écart dans le régime, qui renouvella toute la série des phénomènes de la réaction fébrile, laquelle a encore pu être calmée par les sangsues à l'anus, la diète et les boissons acides. Mais il n'en fut pas de même le 2 août, où la malade voulant hâter sa convalescence crut que le vin et le bouillon restaurant lui donnerait des forces : Cette fois ils excitèrent la membrane muqueuse des intestins, qui amena promptement la mort. Les membranes du cerveau étaient blanches, quoi-qu'il y eut existé du délire et une foule de symptômes que plusieurs auteurs attribuent à l'inflammation de l'encéphale ou à celle de ses membranes ; mais l'autopsie cadavérique n'a démontré aucun désordre pathologique : ce qui confirme ce que les médecins physiologistes ont déjà prouvé que, dans bien des cas, les phénomènes attribués à la phlogose du cerveau, sont dus à celle des intestins et de l'estomac.

TROISIÈME OBSERVATION. *Gastro-entérite aiguë.*

M. Paquin (Jean-François), âgé de 48 ans, cafetier, était affecté depuis long-temps d'une irritation chronique du canal intestinal, entretenue par l'usage des boissons alcooliques qu'il prenait tous les jours; lorsque le 3 août, contre son habitude, il but une grande quantité d'eau de fontaine, il fut pris d'un frisson qui dura trois heures, qui fut suivi de tous les symptômes de la gastro-entérite que j'ai décrite. Le 7, août la soif est très-intense, la langue est d'un rouge cerise, la surdité est complète, les soubresauts des tendons sont continus, et la mort arrive à trois heures de l'après-midi.

Je n'ai pu obtenir de faire la nécroscopie.

Cet homme est mort le quatrième jour de la maladie, parce que chez lui la phlegmasie gastro-intestinale s'est développée sur des tissus irrités depuis long-temps. Dans ce cas, MM. Broussais, Scoutetten et plusieurs autres médecins physiologistes ont remarqué que, presque toujours, la maladie était mortelle, malgré un traitement antiphlogistique bien suivi. C'est ce qui est arrivé chez notre malade. Il est utile d'observer que chez Paquin le frisson a été très-long, il a duré trois heures. A ma première visite, j'ai annoncé la terminaison funeste qui est arrivée. Ce symptôme n'a pas toujours lieu dans la gastro-entérite ordinaire; mais il s'est toujours manifesté dans celle qui m'occupe.

QUATRIÈME OBSERVATION. *Pneumo-gastro-entérite aiguë.*

M.lle Legros (Barbe) âgée de 18 ans, demeurant à Saint-Nicolas, à côté d'une fontaine, ne buvant que de cette eau, douée d'un tempérament lymphatique, était affectée depuis six mois d'une irritation des poumons, caractérisée par une toux sèche, sans exputoration, une douleur dans le dos, entre les omoplates, et de la difficulté de respirer, lorque le 10 juillet elle fut atteinte par la maladie régnante. Elle n'eût point de phénomènes précurseurs. Elle présenta les symptômes suivans : frissons de deux heures, prostration de forces, céphalagie, douleur aiguë dans le ventre, face très-colorée, pommettes d'un rouge cerise, vomissemens des boissons, peau sèche et brûlante, constipation, respiration gênée, toux avec expectoration sanguinolente, pouls dur et fréquent. (Saignée le matin, douze sangsues le soir à l'épigastre, cataplasme émollient sur la poitrine et le ventre, eau de guimauve édulcorée avec le sirop de gomme). Le 11, les symptômes sont les mêmes, la saignée prescrite la veille n'a point été faite, les sangsues étant mauvaises, elles n'ont point tiré de sang. Les 12, 13 et 14, il n'y a point d'amélioration, la surdité est complète; les symptômes deviennent toujours plus fâcheux jusqu'au 1.er août, où il se déclara un flux sanguin très-copieux, une difficulté très-forte de respirer, un râle crépitant, une toux continue accompagnée de mouvemens inégaux de la poitrine, qui étaient comme révulsifs. Vers le soir la mort eut lieu.

La nécroscopie présenta les désordres suivans :

Appareil digestif. Les épiploons sont rouges et visiblement enflammés, la membrane muqueuse du canal intestinal est d'un rouge foncée, tirant sur le noir, elle est injectée et épaissie; celle du duodénum contient de la bile. Tous les autres viscères de l'abdomen sont à l'état sain; le foie n'offre aucune trace de phlegmasie; le péritoine est sans rougeur.

Appareil respiratoire et circulatoire. La poitrine étant ouverte, je trouve environ un litre d'un liquide sanguinolent. Le parenchyme des poumons est peu crépitant; leur partie supérieure est gorgée de sérosité sanguinolente; il existe un foyer purulent dans la partie postérieure et supérieure du poumon droit. Le cœur est d'un rouge foncé, il est mou, vuide de sang, sa face interne est d'un rouge cerise, son tissu se déchire facilement, les orifices des membranes internes des gros vaisseaux sont sans rougeur, l'aorte pectorale et abdominale est blanche.

Appareil sensitif encéphalique. Le cerveau et ses membranes sont sans traces d'affections pathologiques.

On voit que cette fille était affectée d'une irritation chronique des poumons lorsqu'elle contracta la gastro-entérite épidémique : la terminaison a été funeste en raison de la gravité de la maladie existante à la poitrine, et de ce que la malade ne voulut point se laisser saigner, et de ce qu'elle n'a pu se procurer de bonnes sangsues. Il n'y eut point d'évacuations sanguines pour modérer et calmer les symptômes inflammatoires que nous avons vus. Ils étaient très-intenses, puisqu'ils produisirent un épanchement de sang dans la poitrine. Dans un cas aussi grave, une terminaison heureuse ne pouvait avoir lieu sans être aidé par l'art.

CINQUIÈME OBSERVATION. *Gastro-entérite aiguë.*

Lhuillier (Jean), âgé de 27 ans, d'un tempérament lymphatique, garçon chez M. Marin, négociant à Saint-Nicolas, ayant bu de l'eau des fontaines de la ville, tomba malade le 18 juillet. Il eut tous les symptômes précurseurs de la gastro-entérite épidémique. Étant privé d'appétit, il prit du bouillon de bœuf et but du vin chaud pour réparer les forces qu'il avait perdues. Ces toniques, loin de remplir son but, le rendirent toujours plus faible. Le 25 juillet, son maître me fit venir pour lui donner mes soins. Je le trouvai dans l'état suivant : demi-marasme, faiblesse extrême, figure rouge, yeux injectés, chaleur à la peau, âcre à l'épigastre ; la percussion de la poitrine à la région du cœur donne un son sourd et obscur, battemens du cœur mous et fréquens, pouls très-fréquent et facile à déprimer, délire, ouïe dure, langue toute rouge, sèche. (Douze sangsues à l'épigastre, eau de groseilles, deux lavemens émolliens, diète.) Le 26, mieux être : les symptômes sont diminués ; ils continuent ainsi jusqu'au 6 août, où l'amélioration était tellement marquée que le malade ne se plaignait plus ; il demandait à manger. La langue était blanche, le délire avait disparu, la chaleur n'existait plus. Je permis deux bouillons maigres. Le 7, le malade est transporté à l'hôpital civil. Il continue à être sans fièvre, mais le pouls conserve de la fréquence, la peau devient sèche, écailleuse ; la langue est légèrement rouge aux bords. Le malade demande continuellement à manger, croyant par là rétablir ses forces. Je lui accorde deux bouillons aux herbes et de la semoule au lait. Cet état continua jusqu'au 15. Son frère vint le voir ; il lui donna, contre mes ordres, des alimens et plusieurs raisins. Le soir, six heures après avoir pris cette nourriture, tous les symptômes de la réaction fébrile se déclarèrent avec un flux de sang noir, qui continua jusqu'au 17, jour où le malade mourut.

La nécroscopie, faite dix-huit heures après la mort a fait connaître les désordres suivans : dernier degré de marasme, peau d'un jaune couleur paille.

Appareil digestif. Le grand épiploon est presque disparu, il est maigre et d'un rouge foncé. L'estomac contient des alimens qui ne sont pas digérés. La muqueuse est rouge, épaissie et injectée ; celle du duodénum est de même. Les gros intestins sont distendus, leur muqueuse offre un ramollissement pulpeux et plusieurs ecchymoses d'un sang noir qui a l'odeur de la gangrène. Le foie et les autres viscères de l'appareil digestif sont dans l'état sain.

L'appareil respiratoire n'offre rien de particulier. Les oumons sont sans rougeur.

Appareil circulatoire. Le péricarde contient environ huit onces d'eau sanguinolente. Le cœur est ramolli, il se déchire facilement; il est d'une couleur jaunâtre; sa face interne est rouge. Le tronc des gros vaisseaux offre de la rougeur dans leur face interne. L'aorte pectorale et abdominale est rouge et visiblement enflammée, sa face interne présente dans plusieurs endroits des incrustations calcaires très-dures. Les artères mésentériques sont plus grosses que dans l'état ordinaire; leur face interne est d'un rouge foncé.

Tout le système cérébral est dans l'état sain. Les membranes du cerveau sont blanches.

Chez ce malade la gastro-entérite aiguë est devenue chronique. Une hémorrhagie intestinale produite par un écart dans le régime a promptement occasionné la mort. La simultanéité de l'inflammation des muqueuses digestives du cœur, de l'aorte et des artères mésentériques, est digne de remarque. Il est clairement prouvé que le foyer primitif de phlogose était dans la muqueuse intestinale: cette phlogose s'est étendue dans le cœur et dans les vaisseaux; j'ai fait cette remarque dans bien des circonstances: lorsque j'ai trouvé le cœur et les artères enflammés, j'ai constamment reconnu une phlegmasie de la muqueuse digestive. J'ai déjà publié deux observations qui viennent à l'appui de cette assertion.

Le ramollissement du cœur s'est rencontré chez les quatre individus que j'ai ouverts, ayant succombé à la gastro-entérite épidémique.

Je vais émettre ici mon opinion sur cette affection, parce que chez l'individu qui fait le sujet de cette observation, les désordres pathologiques de l'appareil circulatoire existaient non-seulement dans le cœur, mais aussi dans les vaisseaux, tandis que chez les autres le cœur était seul affecté.

Chez les quatre sujets soumis à mon observation, le cœur était ramolli dans sa totalité; sa face interne était rouge;

les tissus de ce viscère étaient tellement faibles qu'ils se déchiraient au moindre attouchement. Cet état du cœur est dû à son inflammation. Laennec et Bertin sont les premiers auteurs qui ont attiré l'attention des praticiens sur le ramollissement de l'organe central de la circulation. Le premier de ces auteurs l'a fréquemment remarqué dans les fièvres dites essentielles. Ce médecin dit : (*) « Je n'oserais assurer que ce » ramollissement ait lieu dans toutes les fièvres essentielles; » cependant je l'ai rencontré dans ces cas toutes les fois que » j'y ai fait attention ». Depuis long-temps je fais de la cardite l'objet mes recherches : j'ai pratiqué beaucoup de nécroscopies d'individus qui ont succombé aux maladies que M. Laennec appelle fièvres essentielles; je n'ai pas toujours trouvé le ramollissement du cœur, mais je puis assurer l'avoir souvent rencontré, c'est ce qui m'a fait croire que la cardite et l'artérite n'étaient qu'une maladie secondaire de la phlegmasie des voies digestives.

M. Laennec a bien fait connaître le ramollissement du cœur, mais il ne l'a pas envisagé d'après son véritable caractère. Il n'a point dit qu'il était dû à son inflammation. Corvisart est le premier auteur qui a attribué le ramollissement du cœur à la phlegmasie de ce viscère. Dans ces derniers temps, M. Bertin l'a ainsi considéré, et il a dit : (**) « Nous avons comparé le ramollissement et la perte de cohésion du tissu du cœur au ramollissement du cerveau, » du foie, de l'utérus et des reins, lequel est généralement » regardé aujourd'hui comme un caractère certain de l'in» flammation de ces organes. Par conséquent nous avons dû » considérer comme un signe également positif de cardite » le ramollissement dont il s'agit ici. » Ces comparaisons

---

(*) *De l'auscultation*. Tom. II. Pag. 290.

(**) *Traité des maladies du cœur*. Pag. 397. Paris, 1824.

sont justes, et prouvent bien que le ramollissement du cœur est dû à son inflammation. La rougeur de la face interne du cœur ramolli est un caractère positif de sa phlegmasie. C'est cette inflammation du cœur qui est, comme l'observe M. Bertin, la cause de la fréquence du pouls. On ne peut l'attribuer à une autre cause. Tous les malades atteints de la gastro-entérite que je décris, m'ont présenté ces symptômes, et les quatre nécroscopies que j'ai faites m'ont montré un cœur ramolli et visiblement enflammé.

Sixième observation. Gastro-entérite aiguë.

M. P...., notaire royal à Saint-Nicolas, âgé de 39 ans, d'une constitution forte, fut atteint de la maladie régnante dans le commencement de juillet. Il mourut le dix août à cinq heures du matin. Ce jour, la commission des médecins citée plus haut, envoyée par M. le Préfet, était à Saint-Nicolas. J'engageai ces docteurs à faire la nécroscopie, afin d'avoir une connaissance exacte de la maladie, en reconnaissant eux-mêmes les désordres pathologiques. A trois heures et demie de l'après-midi nous fîmes l'autopsie cadavérique.

Beaucoup d'embonpoint; on remarque partout une graisse très-abondante, des viscères vastes.

Appareil digestif. Le grand épiploon est rouge et enflammé. La membrane muqueuse de l'estomac est rouge; on y remarque un ecchymose à la partie inférieure du côté gauche. Le duodénum est rouge dans toute sa totalité, sa membrane muqueuse est épaissie et recouverte de bile. L'iléon est très-rouge dans sa jonction avec le cœcum; sa membrane muqueuse est épaissie et d'un rouge noir. Le foie est gorgé de sang. La vésicule contient de la bile d'un vert jaunâtre.

La rate, le péritoine et les autres viscères de l'abdomen sont dans l'état sain.

Appareil respiratoire. La partie supérieure du poumon gauche est infiltrée de sérosité purulente. Le poumon droit est dans l'état normal dans sa totalité.

Appareil circulatoire. Le cœur baigne dans une petite quantité d'eau. Il a le volume ordinaire; il est d'une couleur jaunâtre, il est ramolli, il se déchire très-facilement. Le tronc des grosses artères était dans l'état naturel. Tous les organes contenus dans la tête furent trouvés en bon état. Le cerveau était blanc, ses membranes étaient sans injection. Le cervelet ne présentait rien de particulier.

Cette nécroscopie faite en présence de quatre médecins, fait connaître les mêmes altérations organiques que j'avais déjà rencontrées sur les autres individus que j'ai cités. Avant de commencer l'autopsie cadavérique que je viens de décrire, je priai un de ces Messieurs de lire les notes des autres nécroscopies que j'avais déjà faites, en lui disant que nous allions trouver à-peu-près les mêmes altérations pathologiques.

Après avoir rapporté toutes les observations des individus qui ont succombé à la maladie, afin de mieux la faire connaître, je pense qu'il est utile d'en présenter quelques-uns dont le traitement a été heureux.

Septième observation. *Gastro-entérite aiguë.*

M. Sarguet père, âgé de 61 ans, d'un tempérament bilieux, avait chez lui sa fille et sa belle-sœur dangereusement malades de la gastro-entérite épidémique. Il crut éviter la maladie, en faisant usage de bon vin, d'aromates et de végétaux stimulans. Le 11 juillet, je le trouvai au lit avec tous les symptômes aigus: soif intense, langue rouge et sèche, céphalagie, peau âcre, pouls très-accéléré. Il m'avoue que depuis quelque temps, il mangeait beaucoup d'ail et qu'il prenait du poivre dans le vin pour le préserver de la maladie qui existait dans Saint-Nicolas. Je lui fis remarquer que ces moyens lui avaient au contraire donné le mal qu'il voulait éviter. Il fut pendant dix jours environ dangereusement malade et très-souffrant. La privation des échauffans dont il avait fait usage et un régime antiphlogistique très-sévère, le guérirent radicalement.

Son fils, âgé de 21 ans, d'après les conseils de son père, mangea des aulx et but du vin. Il eut de même la maladie à un très-haut degré. Il fut quarante-sept jours pour se guérir. Les évacuations sanguines, les rafraîchissans et une diète sévère pendant tout ce temps, procurèrent une terminaison heureuse.

Huitième observation. Gastro-entérite aiguë.

Crépey, garçon jardinier, âgé de 19 ans, d'un tempérament lymphatique, après avoir bu de l'eau des fontaines, tomba malade le 15 juillet. Il eut les symptômes précurseurs de la maladie. Le même jour, il prit un vomitif composé de deux grains de tartre stibié. il vomit plusieurs fois. Six heures après ce remède, il eut une fièvre ardente, de la difficulté de respirer, des suffocations très-fortes, la langue sèche, une soif intense, un mal-aise général et toutes les angoisses d'un agonisant. Il crut mourir; étant appelé en toute hâte, je fis poser douze grosses sangsues de bonne qualité à l'épigastre, un cataplasme émollient, et j'ordonnais l'eau de groseilles prise par cuillerée chaque deux heures. Le lendemain, le mieux fut remarqué, les sangsues avaient coulé abondamment. La maladie continua pendant vingt-cinq jours. Un traitement antiphlogistique très-actif, et une diète sévère procurèrent la guérison.

Cet individu faillit être victime du vomitif qu'il prit. Ce

stimulant a exaspéré la phlegmasie gastro-intestinale. Il dut la vie aux sangsues et à l'usage des rafraîchissans qu'il continua avec constance, s'étant bien aperçu de l'effet nuisible de son vomitif.

CONCLUSIONS des détails dans lesquels je suis entré sur la maladie épidémique que je viens de décrire.

Je pense pouvoir conclure :

1.° Qu'elle consistait dans une inflammation de l'estomac et des intestins.

2.° Qu'elle ne fut point contagieuse.

3.° Que les eaux impures des fontaines en ont été la cause dominante, en raison des miasmes marécageux qu'elles contenaient.

4.° Que le traitement antiphlogistique a produit le plus de guérisons. Puisque d'après l'extrait des registres de l'état civil, j'ai fait connaître qu'il y a eu vingt-une victimes sur deux cent quatre-vingt-douze individus atteints de la maladie. J'en ai soigné cent quatre-vingt-sept ; jen ai perdu neuf, en y comprenant les trois personnes déjà affectées de maladies très-graves. Il reste douze morts pour les cent cinq autres malades. Je dois donc m'applaudir d'avoir employé le traitement que j'ai décrit.

FIN.

www.ingramcontent.com/pod-product-compliance
Ingram Content Group UK Ltd.
Pitfield, Milton Keynes, MK11 3LW, UK
UKHW020413220726
13923UKWH00004B/1911